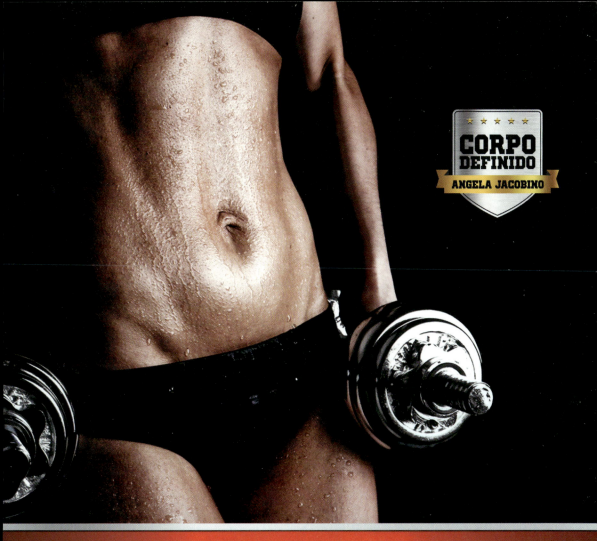

GUIA COMPLETO PARA OBTER O
FÍSICO PERFEITO

ANGELA JACOBINO

Índice

Introdução 3

CAPÍTULO 1 — 5

Ganhando Massa Muscular 5

Os Feitos e Efeitos da Musculação 7

CAPÍTULO 2 — 14

Estratégias de Treinamento 14

Dicas de Charles Poliquin para potencializar seu treino 17

Estratégias de Treinamento Mais Utilizadas nas Salas de Musculação 29

CAPÍTULO 3 — 32

Abdômen Sarado – Segredos Para Conseguir o Tão Sonhado "Abdômen Definido" 32

Dicas de Abdominais – Para Você Associar aos Seus Treinos Semanais 36

CAPÍTULO 4 — 38

O Papel da Proteína Para o Exercício Resistido 38

Algumas Receitas Com Whey Protein! 42

Bolo de Whey 43

Brigadeiro Proteico 44

Pudim de Leite Proteico 45

5 Dicas de Treinamento de Bella Falconi 46

10 Dicas 48

Introdução

Você que está no pique do treinamento e tem como meta manter o físico desenvolvido à excelência – encontrará aqui algumas dicas para continuar inovando e aprimorando seu programa de atividades físicas. Este livro oferece uma série de dicas para todos aqueles que desejam manter e alcançar a melhor forma física possível, tomando sempre os devidos cuidados para preservar a boa saúde.

A ciência está cada vez mais interessada em descobrir novos meios para potencializar a combinação de exercícios, de modo que o corpo humano expresse e atinja um desempenho que se aproxime da perfeição. "Perfeição", neste caso, deve ser entendida como "apresentar os melhores resultados que a fisiologia do ser humano é capaz de permitir". A evolução que o corpo humano sofreu de modo geral em tempos recentes fica clara quando refletimos sobre as constantes quebras de recordes esportivos – por mais que um recorde pareça inalcançável –, essas supostas barreiras continuam sendo transpostas.

Isso se deve a um conjunto de fatores e não a um elemento isolado. O profundo conhecimento anatômico que existe hoje, associado ao desenvolvimento da mecânica do exercício, à criação de suplementos alimentares, à compreensão de ciclos dos atletas, ao uso de equipamentos cada vez mais sofisticados, dentre outros fatores, tornam a nossa era o ápice do desenvolvimento do físico – e ainda há espaço para mais, muito mais.

Atualmente, milhares de pessoas em todo o mundo estão vivendo o apogeu do culto ao corpo. Musculação, treinamento funcional, sistemas de luta, danças, ciclismo, natação, modalidades como pilates, atletismo e uma série de atividades praticamente inumeráveis fazem parte do cotidiano das academias, que hoje gozam de equipamentos de última geração e métodos de treinamento sistematizados. Vivemos um momento em que se exercitar não é mais uma atividade limitada a esportistas profissionais, podendo ser feita por ambos os sexos e por todas as idades.

Músculos de ferro? De aço? De concreto? De titânio? Não importa como chamem, eles estão ao seu alcance! Acompanhe nossas dicas para obter o melhor dos exercícios e desenvolver seu corpo ao potencial máximo. Bom treino!

> **Campeões não são feitos em academias. Campeões são feitos de algo que têm profundamente dentro de si: um desejo, um sonho, uma visão.**
>
> Muhammad Ali

OS GREGOS AMAVAM MALHAR

O Culto ao corpo

não é um fenômeno recente, tendo feito parte da vida de diversas sociedades em todo o globo ao longo das eras e, ainda que fosse um fenômeno majoritariamente masculino, há relatos de povos cuja população feminina também praticava esportes. Das civilizações da Antiguidade cuja prática esportiva fazia parte do dia a dia da população, o caso mais notório é sem dúvida o da Grécia antiga. Textos antigos que datam em torno de 776 a.C. já expressavam a importância que os gregos atribuíam a possuir uma forma física ideal. Buscando esculpir seus corpos à perfeição, os criadores dos jogos olímpicos deram o pontapé inicial para o culto ao corpo, e até suas famosas lendas e mitologia sempre enfatizam os aspectos do belo e da força.

Adônis, Apolo, Hércules, Aquiles... não é difícil encontrar entre as narrativas gregas os ideais de beleza e poder; contudo, uma questão interessante que merece destaque é que, para os gregos, cada idade tinha a sua própria beleza intrínseca. Ou seja, tratava-se de um povo que aceitava a condição inevitável do envelhecimento como parte da vida, buscando enaltecer os aspectos positivos da passagem do tempo. A sociedade da época via na juventude um corpo vigoroso e tenaz, capaz de resistir ao estresse das competições, tanto de atletismo, lutas ou de força física bruta, porém, os mais velhos também eram vistos como belos e valorosos – ainda que de forma diferente. Para os gregos antigos, a busca pelo intelecto perfeito era tão importante quanto a do físico perfeito – não havia dissociação, mas unidade.

Platão, um dos mais conhecidos filósofos gregos, acreditava que os exercícios físicos eram importantíssimos para a educação diária dos adolescentes e considerava que estes deveriam ser incorporados à rotina de todos os adultos, uma vez que ajudavam a mente a se esclarecer, melhorando a capacidade de raciocínio, além de serem capazes de prevenir e até de remediar doenças.

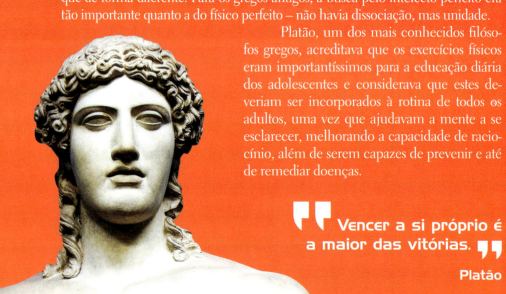

> **Vencer a si próprio é a maior das vitórias.**
> Platão

CAPÍTULO 1

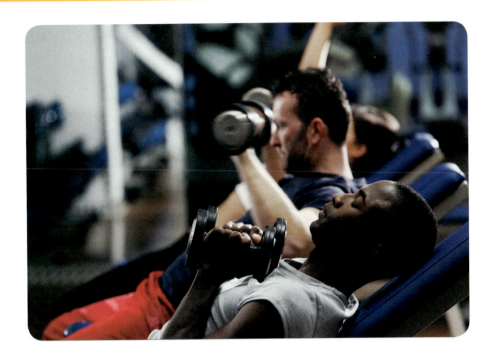

Ganhando Massa
Muscular
(Hipertrofia)

Uma dúvida que atormenta grande parte dos atletas, profissionais ou amadores, é como obter os melhores resultados em menos tempo, sem perder de vista a saúde. O ganho e manutenção de massa muscular é sem dúvida alguma a principal preocupação da maioria dos praticantes do treinamento físico da atualidade. Afinal, as pessoas lutam para obter o físico dos seus sonhos e, ao alcançarem a meta, não querem perdê-lo – mas também não querem se prejudicar durante o processo. Evidentemente, alcançar e manter o corpo perfeito são dois aspectos diferentes, mas que estão interligados, ainda que compreendam momentos distintos do treino.

CORPO DEFINIDO

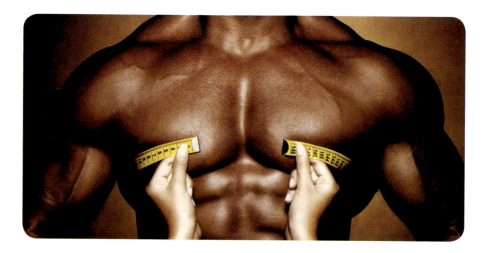

Porém, antes de entrar em meandros mais técnicos, cabe considerar um aspecto importantíssimo quando pensamos na prática de exercícios, um item tão relevante para o treino quanto à própria hipertrofia em si: a proporcionalidade. Muitos praticantes, por conta de má orientação, começam a ganhar massa indiscriminadamente, porém de modo desproporcional. Todos estão familiarizados com a cena: homens musculosos na academia, com pernas finas como de crianças; deltoides desenvolvidos ao ponto de encobrir o pescoço, mas barrigas flácidas; bíceps e tríceps de aço, mas antebraços magros. E o quadro se estende também ao sexo frágil. Não raro vemos mulheres com coxas grossas e torneadas, mas sem um pingo de massa muscular no peito e nas costas; panturrilhas bem desenvolvidas, mas ombros frágeis como porcelana.

O treinamento precisa ser consistente, pois a harmonia estética faz toda diferença na apreciação do corpo de quem esta vivendo no mundo do fitness.

> **Treine em prol do seu biótipo!**

DICAS

Todo praticante gosta de treinar mais determinado grupo de músculos. Mas o que as pessoas não entendem é que, em geral, aquilo que você menos gosta é o que mais precisa. É um raciocínio muito simples e, para entendê-lo melhor, considere o seguinte exemplo: se um indivíduo não gosta de comer carne, terá deficiência de proteína no corpo; se não gosta de comer feijão, terá deficiência de ferro. De forma parecida, o praticante que não gosta de treinar pernas, ficará com pernas finas e fracas; o praticante que não gosta de treinar braços, ficará com braços finos e fracos. Logo, o correto é devotar o dobro de esforços para aquilo que você não gosta e, assim, suprir sua deficiência. Ou seja, treine em dobro e com mais afinco tudo o que não gosta de fazer. Esteja atento à proporcionalidade do seu corpo e seja crítico com tudo o que faz.

Os Feitos e Efeitos da Musculação

Para os fracos: Projeto para o próximo verão
Para os fortes: Estilo de vida

A musculação pode ser definida como a prática de exercícios localizados que são realizados contra uma resistência. Existe uma ampla variedade de implementos que podem ser utilizados na modalidade, que incluem halteres, barras, caneleiras, anilhas, equipamentos com elástico ou mola, ou apenas alavancas corporais e a força da gravidade.

A musculação é uma atividade que nasceu a partir da tentativa e erro e da observação. Notou-se que a repetição de movimentos em série levava ao desenvolvimento de certos grupos musculares e, a partir de então, exercícios específicos foram criados para potencializar esse desenvolvimento.

Os efeitos da musculação são notórios. É uma atividade testada e comprovada, que faz precisamente o que se propõe: fortalecer. Ela exige tanto esforço da musculatura, que incita seu desenvolvimento. A consequência são implicações positivas na saúde das pessoas, e também estéticas. Embora indicada no tratamento de certas patologias, recuperação de cirurgias e lesões e para pessoas da terceira idade, a esmagadora maioria de pessoas que pratica musculação está, de fato, interessada nos benefícios visuais. Em linguagem curta e grossa: os praticantes querem um corpo sarado e definido.

> **Para ter sucesso é preciso ser duro consigo mesmo e se concentrar nas falhas.**
>
> Arnold Schwarzenegger

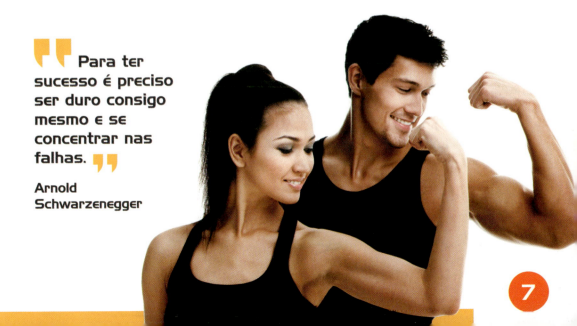

Os benefícios da musculação estão diretamente relacionados ao período que o praticante dedica aos treinos, ao tipo de treinamento que ele se propõe, às diferentes intensidades, volumes e velocidade de execução dos movimentos, à definição das séries e intervalos entre os exercícios, aos períodos de recuperação entre os treinos, à alimentação apropriada e à estrutura óssea morfológica e distribuição dos tipos de fibras de cada indivíduo. Ou seja, embora num primeiro momento pareça que os resultados positivos estejam ligados à mera prática – o que é verdade –, a extensão desses resultados, a velocidade com que eles aparecerão e o tanto que serão incorporados à fisiologia do indivíduo dependem de uma gama de fatores muito maior.

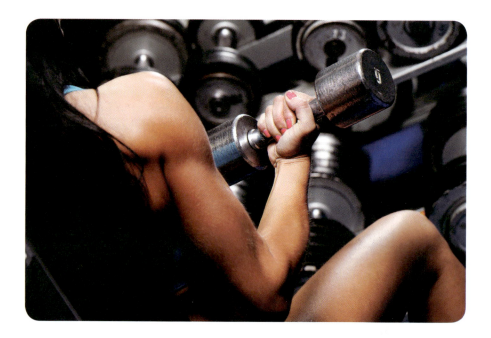

Os melhores resultados da prática da musculação costumam vir quando ela é combinada a alguma atividade aeróbica, como corrida, caminhada, pedalada ou aulas oferecidas na maior parte das academias, como *step*, *aeroboxe* e zumba. A associação de ambas as atividades promove uma melhora no sistema musculoesquelético, cardíaco e respiratório do indivíduo, além de apresentar um fator primordial a todos que anseiam conquistar um corpo perfeito: a queima de calorias. Muitos indivíduos puxam ferros durante duas horas diárias, mas não conseguem compreender porque aquela "barriguinha" não desaparece. Bem, esta é a resposta. A musculação precisa estar associada a uma atividade aeróbica! Não há maneira mais clara de se dizer isso!

GUIA COMPLETO PARA OBTER O FÍSICO PERFEITO

CURIOSIDADE

Você sabia que a prática da musculação também pode prevenir doenças?

- **Osteoporose:** A musculação estimula a produção de células ósseas, fixando cálcio e aumentando a densidade óssea.
- **Artrose** (desgaste das articulações): Quando os músculos são fortalecidos, propiciam maior estabilidade nas articulações, promovendo menor desgaste entre as cartilagens.
- **Diabetes:** Quanto maior é a massa muscular, mais o organismo queima glicose (substância que em excesso no sangue causa o diabetes).
- **Hipertensão:** A musculação promove a diminuição da pressão arterial em repouso, o que a torna uma poderosa aliada no tratamento da hipertensão arterial.

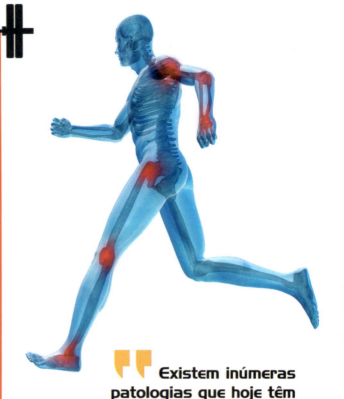

„ Existem inúmeras patologias que hoje têm na musculação um de seus principais tratamentos. „

Vanessa Robortella

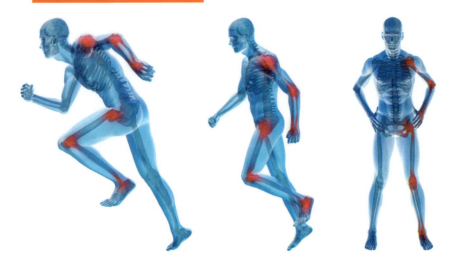

O que nos leva ao próximo item: é preciso que seja devotada uma enorme atenção à elaboração de um treino correto e eficiente, obrigatoriamente organizado por um profissional qualificado para o desempenho de tal função. O orientador será fundamental no processo de evolução do praticante ao definir o programa de treinamento e acompanhar a execução dos exercícios para que estes sejam feitos corretamente. O mero posicionamento inadequado do praticante em um aparelho pode levá-lo a não aproveitar toda a potencialidade que o exercício oferece, ou seja, ocorre perda de tempo e um desgaste com benefícios limitados. O orientador existe para esclarecer dúvidas, facilitar o processo e, principalmente, garantir a segurança e eficácia do programa de treinamento.

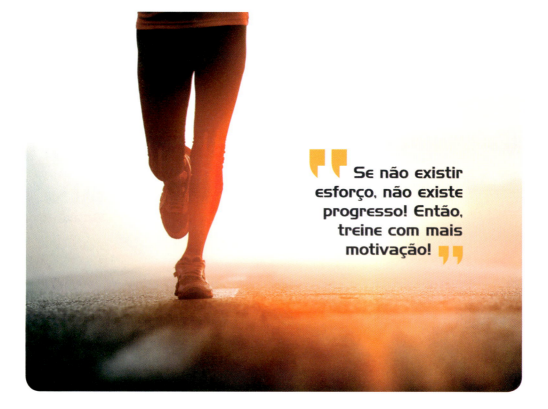

Se não existir esforço, não existe progresso! Então, treine com mais motivação!

DICAS
Mesmo que você seja um praticante experiente, procure não treinar sozinho. Beneficie-se da opinião de terceiros, da visão externa de quem pode perceber algo que você próprio não veja e da sinergia gerada a partir de um treino em conjunto.

GUIA COMPLETO PARA OBTER O FÍSICO PERFEITO

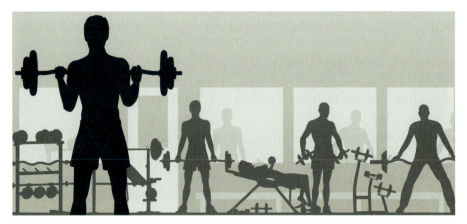

Detalhes sobre o Treinamento

Caso você esteja começando a treinar, esteja alerta para o período de adaptação! De acordo com o fisiologista Guyton[1], para termos uma adequação significativa de tendões e ligamentos, nosso corpo precisa de um período em média de seis semanas para assimilar todas as novas informações que estão sendo transmitidas a ele. É evidente que esse tempo é relativo e varia de indivíduo para indivíduo, mas independente do período oscilar para uma semana a mais ou a menos, a adaptação existe. Não respeitá-la é correr um sério risco de lesão. De modo parecido, se você for um praticante experiente, deve respeitar o momento da troca de treino.

Seu corpo, por estar adaptado a uma rotina de exercícios, responde muito bem a determinada série que porventura venha trabalhando há alguns meses. O organismo chega ao ponto de gozar de ausência total de dores e até de esforço, de tão adaptado que está à rotina. É o que se chama de homeostase, uma condição em que o praticante não evolui mais (muitas vezes sem nem dar-se conta disso). O que ocorre é que, ao modificar o treino, o corpo sofre um novo tipo de pressão por conta das modificações. Por não estar acostumado a esta nova sessão de exercícios, o organismo sentirá bem mais o desgaste. Portanto, a troca de treino também é um momento importante de adaptação, que precisa ser respeitado. Índices mostram que a maior parte das lesões em academias ocorre entre principiantes e justamente após as mudanças de rotinas.

---

[1] Arthur Clifton Guyton foi um médico fisiologista americano, nascido em 8 de setembro de 1919, em Oxford, Mississippi. Ficou famoso nos anos 1950 por suas pesquisas na área da fisiologia cardiovascular e a relação dela com a circulação periférica. Seu livro, *Textbook of Medical Physiology* – no Brasil, *Tratado de Fisiologia Médica* – tornou-se a base do estudo da fisiologia nas escolas médicas.

CORPO DEFINIDO

> "Toda a estrutura musculoesquelética do corpo humano é o resultado evolutivo milenar das atividades de puxar, empurrar, correr e de movimentar cargas. Cada indivíduo é dono de uma especificidade única de fatores genéticos, biológicos, nutricionais e habituais, os quais geram a configuração particular que é seu organismo."

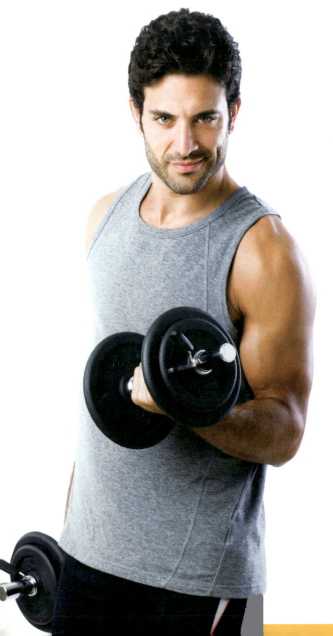

Num primeiro momento, ao iniciar o treinamento, deve-se buscar o aprendizado da biomecânica de cada movimento e adquirir a coordenação motora para executá-los. Os exercícios são estímulos não somente musculoesqueléticos, mas também das estruturas neurossensoriais do corpo, pois são elas as responsáveis pelos estímulos motores que os músculos recebem e pelos capilares que irrigam as fibras.

O crescimento de um músculo por meio da repetição de atividades físicas é o resultado de uma adaptação fisiológica sofrida pelo organismo. O rompimento e restituição das fibras musculares implicam no crescimento e fortalecimento da musculatura e, por isso, a musculação representa um forte estímulo adaptativo. Trata-se de um complexo de práticas e rotinas específicas cujo objetivo é a adaptação fisiológica, com o foco no aumento da massa muscular.

Outro aspecto da musculação que costuma ser negligenciado durante os treinamentos é a respiração apropriada. São raros os praticantes que se preocupam com esta questão, o que é uma pena, uma vez que a respiração potencializa os resultados dos

GUIA COMPLETO PARA OBTER O FÍSICO PERFEITO

exercícios. Em atividades aeróbicas como atletismo, dança e ciclismo, a respiração é essencial por exigir muito da capacidade cardiopulmonar do indivíduo, assim como em treinamentos funcionais, artes marciais e ioga. Outras modalidades como pilates e RPG também dão grande importância à respiração; no entanto, nas academias, é comum observar as pessoas se exercitarem sem atentarem a essa questão, até mesmo fazendo atividades de forma anaeróbica, ou seja, prendendo o fôlego enquanto executam os exercícios. A respiração correta na musculação acompanha toda a duração do movimento, de modo a estar em harmonia com ele. Se o praticante leva três segundos para fazer uma contração de bíceps, por exemplo, deve puxar o ar durante esses mesmos três segundos, habituando-se a alinhar o movimento ao ato de respirar. Deste modo, ele proporcionará ao corpo uma melhor oxigenação e, por conseguinte, mais rendimento aos movimentos.

DICAS

Respire pelo nariz e solte pela boca, mas ao expirar, não faça "beicinho". Procure soltar o ar utilizando toda a extensão da boca, pois isso ajuda a ampliar a caixa torácica e a capacidade pulmonar.

❝ Só existe adaptação se houver uma solicitação externa que implique uma sobrecarga à capacidade efetiva de um indivíduo para executar movimentos contra resistência. ❞

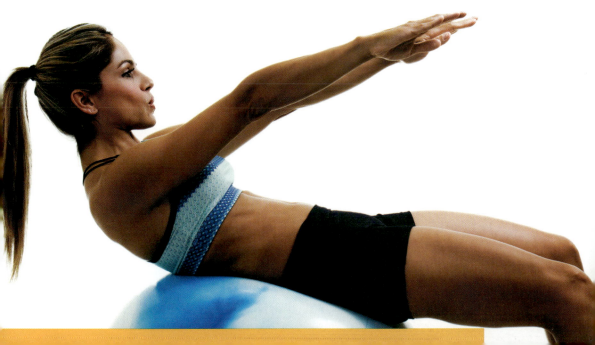

CAPÍTULO 2

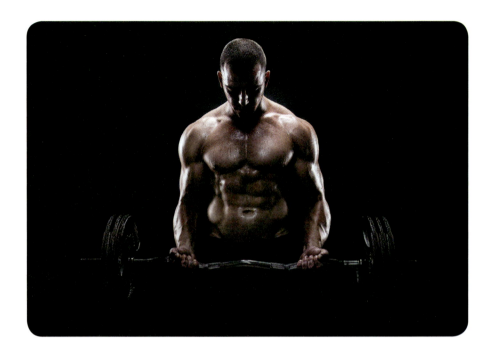

Estratégias de Treinamento

O aumento de força e

hipertrofia muscular podem envolver diversas táticas. Comumente, temos a aplicação de sobrecarga, ou seja, o aumento dos pesos e da quantidade de exercícios. Outra possibilidade menos trabalhada pelos praticantes é o aumento no tempo de execução de cada movimento, com ênfase dada em cada uma das fases do movimento – como a fase de contração muscular. Resultados diferentes também são obtidos pela divisão de grandes rotinas em vários dias ou até mesmo em vários momentos de um único dia. Os resultados observados dependerão de uma conjuntura de fatores específicos de cunho biológico, nutricional e individual.

> **A excelência é um ponto de equilíbrio instável, uma mediana entre o excesso e a falta. A inteligência específica para se conseguir esse equilíbrio é chamada prudência ou sabedoria prática.**
>
> **Aristóteles**

Para começar: você sabe o que é repetição e suas fases?

A repetição é o aspecto mais básico e fundamental dos treinos de musculação. Uma repetição é basicamente a realização de um movimento completo de subida e de descida de um determinado exercício, de contração e extensão. De um ponto de vista mecânico, a repetição é composta de quatro fases distintas.

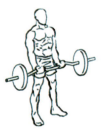

- **Fase inicial ou de alongamento:** Fase em que o praticante se encontra na posição correta para iniciar o movimento. É a primeira etapa, quando o músculo-alvo (agonista) se encontra mais alongado.

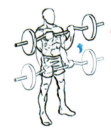

- **Fase concêntrica:** Neste momento o praticante levanta o peso. O músculo que trabalha o agonista é encurtado, aproximando origem e inserção.

DICAS

A fase excêntrica do movimento é mais importante para a promoção da hipertrofia muscular do que a fase concêntrica, mas são poucos os praticantes da musculação que a entendem dessa forma. Isso é uma consequência da já mencionada falta de orientação durante os treinos. Nesta fase é quando ocorre o maior estresse e tensão do músculo, o que ocasiona mais "danos" às fibras musculares; portanto, a descida deve ser feita de modo lento e concentrado. Há teorias que defendem que se a subida for feita em dois segundos, a descida precisa ser sempre o dobro, ou seja, quatro.

E quanto ao número de repetições que devem ser realizadas?

Caso você esteja iniciando seus treinos, o mais indicado é que realize por volta de 12-14 repetições por série, com pouca carga. Lembre-se sempre de que está no período de adaptação! À medida que as semanas forem passando o seu treino será revisto e o peso poderá ser gradualmente aumentado, enquanto o número de repetições diminuirá.

- **Fase de transição ou de contração de pico:** No final da fase concêntrica, o músculo está na posição mais encurtada possível. Deve-se fazer uma pausa de 1 segundo nesta posição, durante a qual se faz a chamada contração de pico.

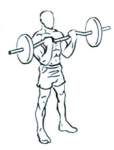

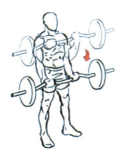

- **Fase excêntrica:** A segunda parte da repetição é conhecida como fase excêntrica, em que o praticante desce o peso.

> **Mantenha sempre uma boa forma técnica em todas as repetições!**

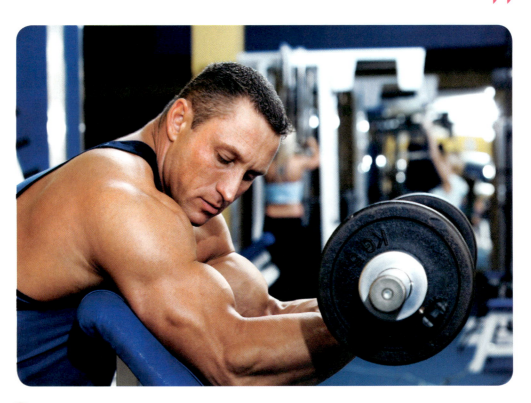

Segundo Charles Poliquin[2], instrutor canadense que treinou alguns dos melhores atletas do mundo, o número de repetições é a mãe de todos os parâmetros de carga. Os parâmetros de carga são uma função do número de repetições que você escolheu realizar. Eles ditam os intervalos de descanso e o número de séries que serão feitos.

Em seu primeiro livro, *The Poliquin Principles*, publicado em 1997, Poliquin descreve um resumo básico de seus métodos de treinamento e oferece uma visão sobre os regimes de treinamento de alguns dos melhores atletas do mundo.

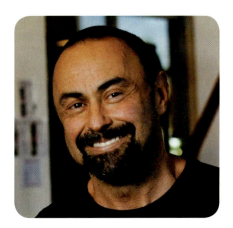

Dicas de Charles Poliquin
para potencializar seu treino

● **Seja tão forte quanto parece**

> Já tive a oportunidade de treinar braços com alguns profissionais e, em geral, consigo levantar mais peso do que eles usando uma forma estrita, apesar de eles normalmente pesarem 20 ou até 30 quilos a mais do que eu.

● ***Splits* ainda são treinos melhores do que *Fullbody***

Isso quer dizer que, para Poliquin, as rotinas de divisão corporal são mais eficientes do que o treinamento do corpo completo em uma só sessão.

---

[2] Poliquin é um nativo de Ottawa, Canadá, nascido em 5 de março de 1961. Enquanto trabalhava em seu mestrado em Fisiologia do Exercício, Poliquin começava uma carreira como treinador. É mestre em Ciências do Esporte e treinador de atletas olímpicos. Sua carreira acadêmica inclui artigos para várias revistas e jornais nas áreas de ciência e exercícios de força e condicionamento.

> **Com todos os atletas olímpicos que treinei, fiz uso de programas divididos. Já estou nesta profissão há 26 anos e nunca ninguém me convenceu por meio de resultados que os programas de treino completo oferecem resultados melhores.**

⊕ A variedade é o ingrediente do sucesso

Experimente sempre novos movimentos ou busque maneiras diferentes de realizar os movimentos que já conhece. A variedade é o ingrediente principal do sucesso no fisiculturismo e no treino de musculação.

> **Temos a tendência de adotar os mesmos hábitos nas mais diversas áreas da nossa vida. Costumamos comer nos mesmos restaurantes, frequentar as mesmas lojas etc. Isso nos torna criaturas de hábitos.**

⊕ Halteres são a melhor escolha

Sempre que possível, devemos usar pesos livres em vez das máquinas, pois as máquinas oferecem um padrão de movimentos fixo.

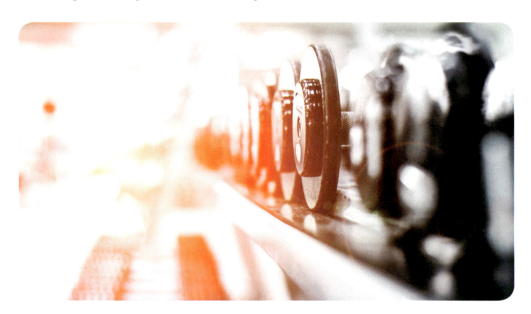

GUIA COMPLETO PARA OBTER O FÍSICO PERFEITO

● Cabos não contam como máquinas

Polias e cabos são basicamente halteres redirecionados. As polias são a mesma coisa que pesos livres, com a capacidade de redirecionar a resistência em aspectos nos quais os halteres são limitados.

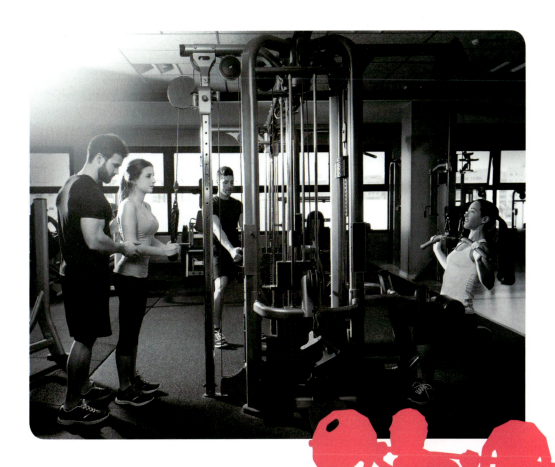

● Quer grandes abdominais? Então agache!

Estudos mostram que os atletas mais coordenados dominam os exercícios de abdominais mais difíceis em seis a oito semanas, então, as únicas coisas que podem melhorar os abdominais são os exercícios de agachamento e peso morto.

CORPO DEFINIDO

● Trabalhe o superagachamento

Conheça o programa de agachamento de 20 repetições, também conhecido como o *"O caminho brutal para ganhos volumosos"*. Os agachamentos com um número elevado de repetições fazem maravilhas pelo desenvolvimento da massa muscular e pelo aumento da força não somente das pernas, mas do corpo inteiro. O programa é tão simples de ser seguido quanto difícil de ser feito, porém é extremamente produtivo.

> Se estiver envolvido no mundo da musculação, há boas chances de já ter ouvido falar do superagachamento de 20 repetições. Esta é uma abordagem no estilo velha-guarda para o desenvolvimento de força e massa muscular.

O detalhe fundamental do superagachamento é que, a cada sessão sucessiva de treino, deve-se acrescentar de 2 a 4 quilos à carga total do exercício. Este já foi considerado um dos programas mais eficientes já concebidos para proporcionar um aumento significativo de força e de massa muscular em um curto período de tempo.

● Faça repetições para os posteriores de coxa

Para hipertrofia dos isquiotibiais, realize um número reduzido de repetições na máquina flexora e um número elevado no peso morto. Isso porque, ao trabalhar os músculos extensores de quadril, você também estimulará os glúteos e eretores da espinha – músculos que tendem a responder melhor a um número elevado de repetições.

DICAS

Para fazer o agachamento corretamente, mantenha sempre a coluna reta, mas não confunda "reta" com "vertical". Faça uma pegada estreita na barra e contraia as omoplatas dos músculos deltoides, utilizando-os como apoio. Os pés devem apontar ligeiramente para fora, com os joelhos posicionados na direção dos dedos dos pés. Não permita que os joelhos torçam para fora e nem que, ao serem contraídos, ultrapassem a linha dos pés para quem vê de cima. Sempre que os joelhos ultrapassarem a linha dos pés, você estará forçando a coluna. Esteja atento aos detalhes para evitar lesões. Mantenha o tempo todo abdômen e os músculos pélvicos contraídos. Olhe para frente, buscando um ponto fixo e mantenha a concentração. Execute o movimento!

GUIA COMPLETO PARA OBTER O FÍSICO PERFEITO

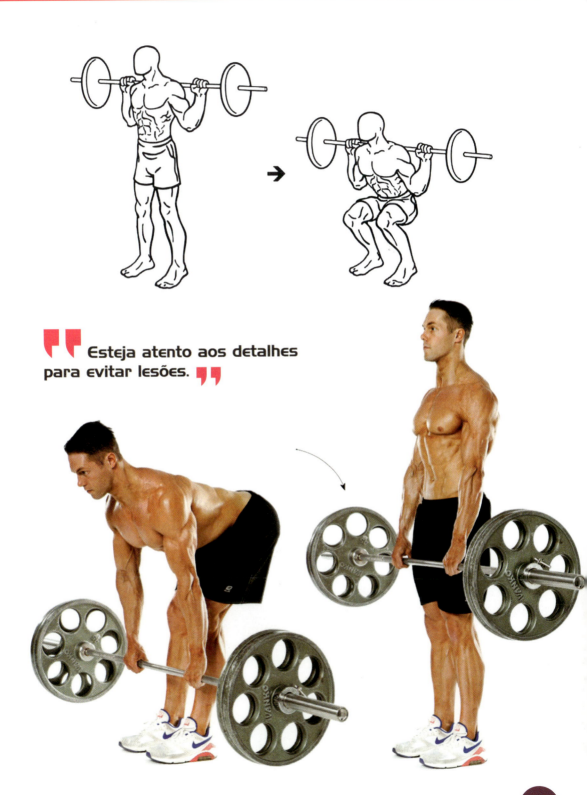

> **Esteja atento aos detalhes para evitar lesões.**

● Alongue os quadríceps para turbinar os posteriores

Alongue sempre os seus quadríceps entre as séries dos exercícios para os isquiotibiais (flexores de joelhos). Uma vez que os músculos do quadríceps são os antagonistas dos músculos isquiotibiais, a ação do alongamento permitirá o relaxamento dos músculos do quadríceps, o que significa que a força da contração dos isquiotibiais será muito mais eficiente nas contrações subsequentes.

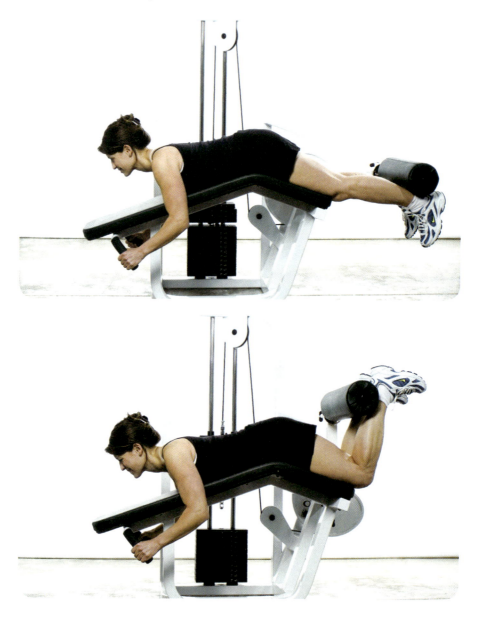

GUIA COMPLETO PARA OBTER O FÍSICO PERFEITO

● Cuidado com o supino

O supino é o principal exercício feito em academias para o desenvolvimento do peito e está entre os favoritos dos praticantes. Uma dica importante sobre a mecânica do movimento é que a pegada na barra não deve ser superior a 90 graus entre a parte superior do braço e o antebraço na posição inicial do movimento. Desta forma, o praticante obterá um resultado mais satisfatório, além de manter suas articulações protegidas.

Sempre que estiver fazendo uso de cargas elevadas, busque um parceiro de treino para auxiliá-lo no caso de haver alguma falha ou perda de força. Um acidente de treino durante a prática do supino pode ser extremamente perigoso. O afastamento das mãos na barra deve ser de 55 a 60 cm; os punhos devem ser mantidos retos e os polegares apontados para o alto. O resultado do movimento será diretamente proporcional à precisão com que ele for executado.

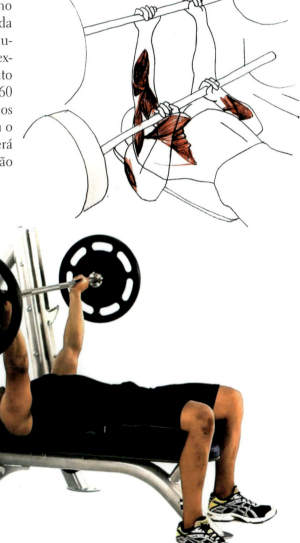

◉ Remada com halteres é melhor do que com barras

Muitas pessoas sentem dificuldade em executar este exercício com o uso da barra, por não conseguirem isolar apenas os músculos dorsais e flexores dos cotovelos. Na maioria das vezes, elas começam o movimento com os quadríceps e acionam os glúteos e região lombar, o que descaracteriza o exercício. Outro problema comum ocorre quando a barra atinge o abdômen ou o peitoral, o que restringe a amplitude de movimento. Para evitar isso deve-se substituir a prática da remada com a barra pelo uso de um haltere por vez.

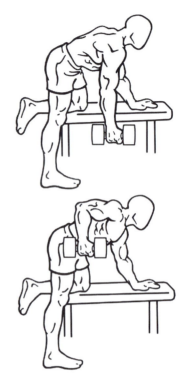

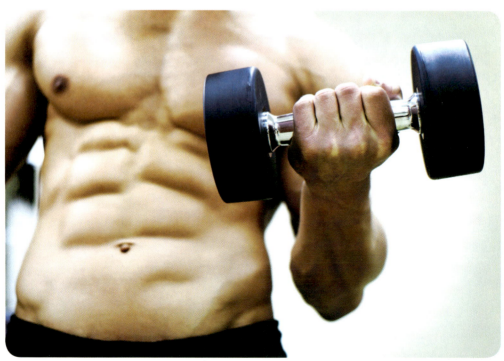

● Elevações de tronco

Um programa focado em elevações de tronco, a chamada "barra", proporcionará uma região dorsal sólida e volumosa e promoverá o crescimento dos músculos do braço, torneando bíceps, braquial, braquiorradial, pronadores e redondo. As elevações de tronco são excelentes para o aumento da massa muscular e da força funcional. Além de ser um exercício dinâmico, possui uma ampla gama de variações.

● Braços grandes não são fáceis

Se uma pessoa tem intenção de acrescer 2,5 cm de volume nos seus braços, o correto é que ela ganhe 7 quilos de peso corporal.

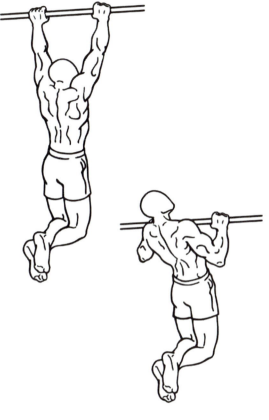

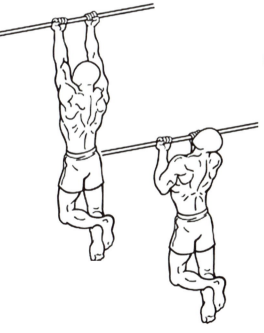

● Elevações de tronco em supinação estimulam os bíceps a crescerem

Se os seus braços pararam de crescer há algum tempo, considere adotar este movimento, que é considerado um construtor muscular garantido! Porém cabe dizer que é um exercício de alta dificuldade e, caso o praticante não "desça" totalmente, ou seja, não estenda os braços até o final, seus ganhos serão prejudicados. Assim como acontece com qualquer outro exercício, a amplitude completa desempenha papel fundamental neste movimento.

⊖ Puxadas de tríceps são para os fracos

As puxadas são os movimentos de tríceps mais populares nas academias, pois elas conseguem isolar com facilidade este grupo muscular, mantendo um tônus mais trabalhado. Contudo, se o praticante estiver em busca de tríceps mais sólidos, deve ignorar as puxadas e, em vez delas, fazer sequências mais vigorosas.

⊖ Desenvolva os seus trapézios

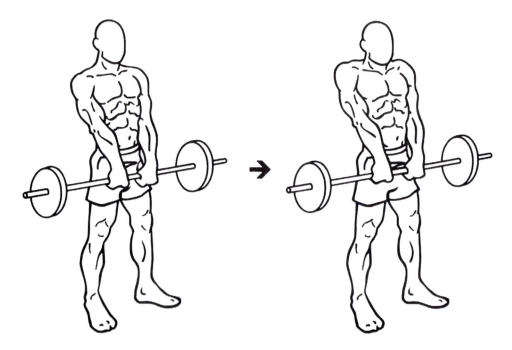

Embora bastante complexo, o *power snatch* é considerado o melhor exercício para o desenvolvimento dos músculos trapézios, mas só deve ser feito por praticantes com bastante experiência. Por outro lado, há uma variedade de formas de encolhimento dos ombros bastante funcional para o desenvolvimento dos trapézios. A maioria das pessoas comete o equívoco de limitar a amplitude do movimento ao praticar os encolhimentos com barra, não se deixe cair nesta armadilha. Apesar do espaço aparentemente apertado para executar o exercício, os encolhimentos precisam de amplitude e alongamento. Os músculos trapézios normalmente têm uma resposta de crescimento muito rápida, apresentando um bom aumento de definição e volume em pouquíssimo tempo.

GUIA COMPLETO PARA OBTER O FÍSICO PERFEITO

Adicione 2,5 cm às panturrilhas em 30 dias

De acordo com Poliquin, os músculos gêmeos (panturrilhas) devem ser treinados duas vezes ao longo de um ciclo de 5 dias. Num dos treinos, o praticante deve realizar um número bastante elevado de séries (por exemplo, 16) e de repetições (variando um total de 250 a 510). Por outro lado, no outro treino, o número de séries deve ser reduzido (3), assim como o número total de repetições.

Para obter um desenvolvimento completo das panturrilhas, o praticante precisará trabalhar ambos os músculos, o sóleo e gastrocnêmio. Quando o uso dos aparelhos não for mais suficiente, uma boa dica é pedir que um companheiro de treino sente-se sobre suas costas, sempre tomando bastante cuidado para não forçar a lombar.

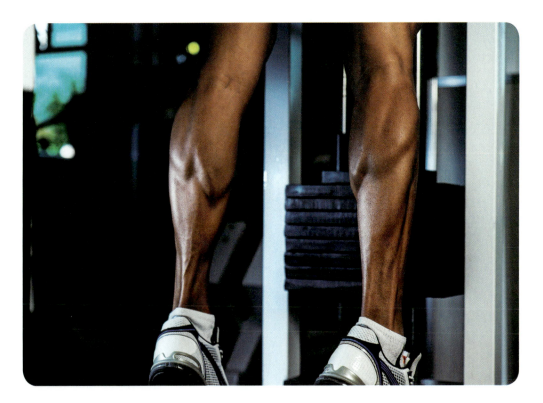

> Eu gosto das elevações de gêmeos do tipo burro porque colocam os seus gastrocnêmios numa posição mais alongada. As elevações de gêmeos na posição sentada são boas, mas são mais orientadas para trabalhar o músculo sóleo.

CORPO DEFINIDO

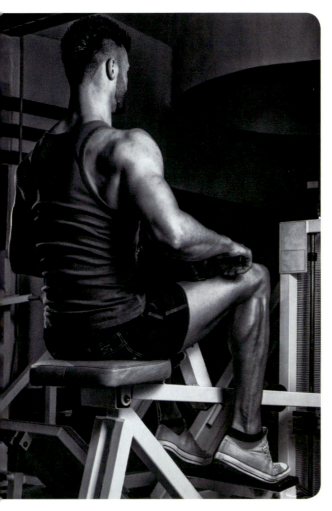

🔔 Saia dos períodos de estagnação utilizando o treino *doublé*

Doublé é um termo que vem do francês e significa fazer algo duas vezes. É o correspondente ao nosso "dobro". Na musculação, trata-se de um método que envolve basicamente a realização dos mesmos exercícios duas vezes ao longo do mesmo treino. Trata-se de uma opção para atletas avançados que pretendem fazer correções no corpo ou melhorar aspectos em específico. Também é uma boa opção para familiarizar-se com exercícios que o indivíduo tenha mais dificuldade. Independente de qual for a atividade, o praticante deve realizá-la duas vezes ao longo da sessão, preferencialmente uma no início e outra no final do treino. Quando a pessoa sentir que entrou num período de estagnação, observando certa dificuldade em desenvolver a musculatura, seja para aprimorar a força ou o caráter hipertrófico, o *doublé* é uma opção viável bastante utilizada.

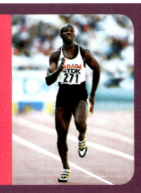

Dos atletas treinados por Charles Poliquin, doze foram medalhistas olímpicos, em doze modalidades diferentes. Desses, o que mais se destaca é o canadense Donovan Bailey, que conquistou medalha de ouro nos 100 metros rasos na Olimpíada de Atlanta, em 1996, nos Estados Unidos, tendo batido naquele ano o recorde mundial, com a marca de 9s84. Nascido em 16 de dezembro de 1967, ele foi um dos poucos atletas que conseguiu no mesmo ano ser campeão olímpico, mundial e recordista mundial dos 100 metros rasos.

Estratégias de Treinamento
Mais Utilizadas nas Salas de Musculação

- **Tradicional (força, hipertrofia, RML[3] e potência):** sobrecarga, séries e repetições fixas.

- **Pirâmide decrescente (força e hipertrofia):** diminuição da sobrecarga e aumento de repetições.

- **Pirâmide crescente (força e hipertrofia):** aumento da sobrecarga e diminuição de repetições.

- **Bi-set (hipertrofia):** realização de dois exercícios consecutivos de forma alternada, sem descanso entre um e outro, focados no mesmo grupo muscular.

- **Tri-set (hipertrofia):** realização de três exercícios consecutivos de forma alternada, sem descanso entre um e outro, focados no mesmo grupo muscular.

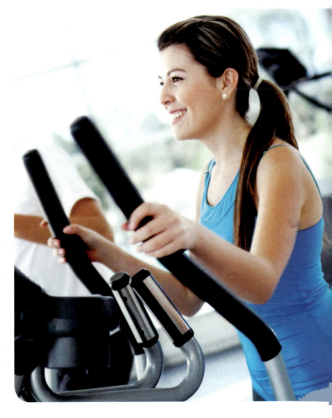

- **Drop-set (hipertrofia):** realização de uma série de exercícios com técnica perfeita com o máximo de repetições possíveis, seguido imediatamente de outra série com ampla redução da carga (no mínimo 20% de queda). É preciso que o descanso entre a troca de pesos seja mínimo para que o exercício seja eficiente. Foi chamado originalmente de "sistema multicargas" por seu inventor, o fisiculturista Henry Atkins, famoso editor da revista *Body Culture*. É até hoje considerado o método mais eficaz para adquirir hipertrofia. Variações incluem o *triple drop-set* e o *quadruple drop-set*, que são basicamente a mesma coisa que o *doublé*, mas com três e quatro mudanças de peso respectivamente, o que leva o músculo a um estado muito maior de estresse.

---

[3] Sigla usada nas academias que significa Resistência Muscular Localizada. Como explica o nome, seu objetivo é aumentar a resistência do músculo, ou seja, sua capacidade de manter um esforço prolongado.

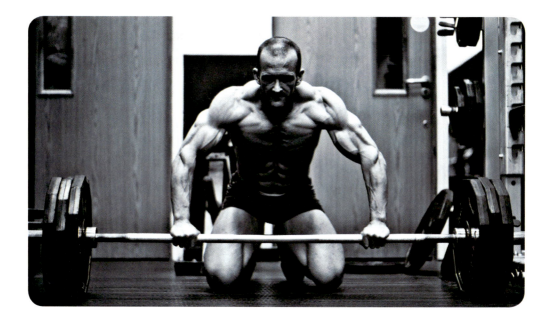

- **Super-set (hipertrofia):** realização de dois exercícios diferentes sem descanso entre eles. Há vários tipos de *super-set*, já que há infinitas combinações de exercícios; contudo, os mais utilizados são: a) *Super-set* dos mesmos grupos musculares – ou seja, a prática de dois exercícios diferentes que trabalham a mesma parte do corpo; b) *Super-set* alternando exercícios isolados e exercícios compostos – é a prática de um exercício isolado seguido de uma série composta. Exercícios isolados são os que trabalham um grupo muscular específico, enquanto os compostos acionam mais de um grupo muscular por vez. Trata-se de uma técnica que leva o corpo a um estado de exaustão com bastante rapidez; c) *Super-set* trabalhando grupos musculares antagônicos – é a prática de um movimento voltado para determinado músculo, seguido de uma série que trabalhe um grupamento muscular antagônico, ou seja, oposto. Por exemplo, o praticante realiza uma série de exercícios para bíceps, seguida imediatamente de uma para tríceps.

DICAS

Tanto o *super-set* quanto o *drop-set* são técnicas avançadas que, se incorporadas à rotina de treinamento, geram resultados positivos com rapidez. Contudo, por serem extremamente exigentes, há uma maior possibilidade de levar o corpo a um estado de *overtraining*. Esteja atento aos sinais de estresse que seu corpo envia.

GUIA COMPLETO PARA OBTER O FÍSICO PERFEITO

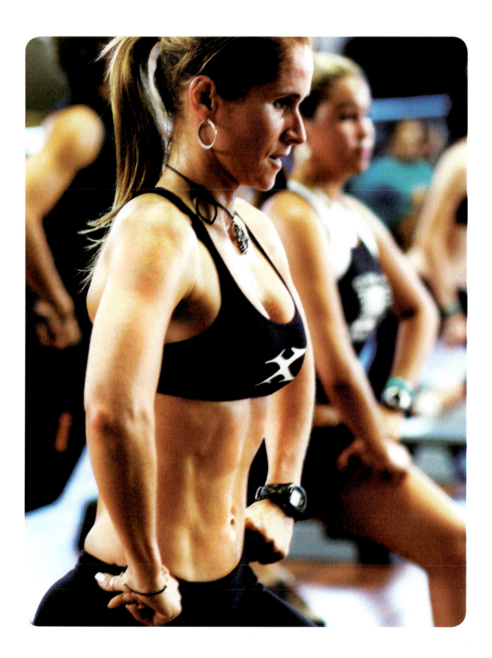

- **Circuito (RML):** realizar diversos exercícios para variados grupamentos musculares sem permitir que haja intervalo entre eles. Embora exija razoavelmente mais em termos cardiorrespiratórios, por trabalhar músculos diferentes em intervalos longos, não implica numa exaustão tão grande quanto o *super-set* ou o *drop-set*.

CAPÍTULO 3

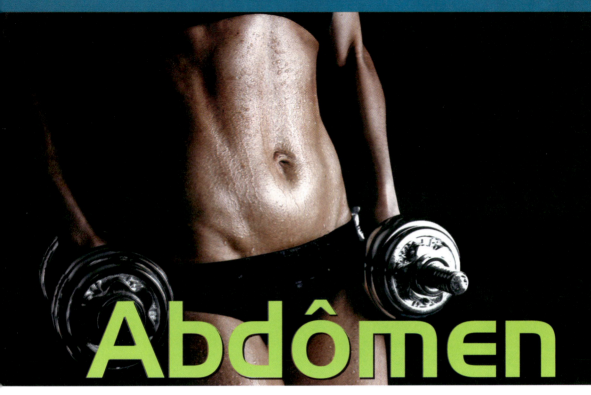

Abdômen

Segredos Para Conseguir o Tão Sonhado "Abdômen Definido"

A maior parte de homens e mulheres que vive no mundo do treinamento físico sonha em ter o famoso abdômen "tanquinho", com "gominhos", ou seja, apresentar definição visível aos músculos que compõem o abdômen. Pois bem! Não é uma tarefa fácil por diversos motivos que logo serão esclarecidos, mas também não é impraticável. Para conseguir a sonhada definição abdominal, será necessário que o praticante combine alguns ingredientes importantes, como *determinação, força de vontade e muita persistência* para manter a disciplina dos treinos. Ele precisará ser paciente e, acima de tudo, precisará se privar de certos luxos (inclusive alimentícios), além de ter de associar a musculação a um trabalho aeróbico.

> **Para ter abdominais definidos é preciso duas coisas: músculos volumosos e baixo nível de gordura.**

Sarado

Mas vamos por partes. Além do visual atlético que um abdômen bem trabalhado oferece, você sabia que os músculos abdominais agem na manutenção da boa postura? De fato, sem a ação desse grupo muscular, a pessoa sofre uma série de prejuízos posturais, como, por exemplo, o aumento excessivo da convexidade da curvatura lombar, conhecido como hiperlordose lombar. A evolução de um problema desses pode levar a hérnias de disco ou alterações ósseas e articulares, e irradiar para outras partes do corpo, incluindo quadris, joelhos e até os pés; portanto, o fortalecimento dos músculos do abdômen pode desempenhar um importante papel na prevenção deste e de diversos outros tipos de problemas de saúde. Um abdômen fortalecido alivia a sobrecarga que a coluna vertebral sofre diariamente e estabiliza o tronco, não só durante o período de treinamento, mas ao longo de todas as atividades da vida cotidiana, proporcionando maior bem-estar, agilidade e controle dos movimentos.

Assim, cumpre notar que o fortalecimento da região abdominal vai além da mera estética. Mas, voltando à questão do "tanquinho", aqui vão algumas dicas para o praticante que esteja empenhado em manter uma silhueta delgada e definida.

A primeira coisa que precisa ser compreendida é que os músculos abdominais não têm nada de diferente de todos os demais músculos do corpo e, portanto, devem ser treinados da mesma forma que eles e com a mesma intensidade. No passado, existia o mito de que abdominais deveriam ser feitos diariamente e em doses cavalares. Não era raro encontrar nas academias pessoas que faziam dois, três ou quatro mil exercícios abdominais por dia! O curioso é que essas mesmas pessoas não tinham o abdômen definido. Por quê? Ora, como já foi dito, treinar todos os dias os mesmos grupos musculares não adianta de nada, já que esse grupo não é diferente dos demais músculos. Como eles, o abdômen precisa do tempo de descanso para se recompor e desenvolver. Por acaso você treina seus quadríceps todos os dias com a intenção de defini-los? Claro que não! Por isso, treine seus abdominais no máximo três vezes por semana e respeite a recuperação de no mínimo 24 horas de descanso. Além disso, não é necessário que o praticante execute séries intermináveis com o intuito de buscar definição, pois os exercícios abdominais não queimam gordura localizada. É isso mesmo, os exercícios abdominais fortalecem a musculatura abdominal!

Voltando ao exemplo do indivíduo que fazia três mil abdominais por dia, é possível que ele até tivesse fortalecido seu músculo (correndo um sério risco de *overtraining*), mas a definição não aparecia porque o treinamento não estava associado a uma dieta adequada nem a exercícios aeróbicos, que seriam os verdadeiros responsáveis por queimar a capa de gordura que impede que a definição dos músculos abdominais seja vista.

Assim, aqui vai a recomendação mais importante para a conquista de um abdômen de respeito: adicionar exercícios aeróbicos à sua rotina. O resultado é que o exercício aeróbico promoverá a queima de gordura corporal, o que é positivo para o corpo todo, não somente para o abdômen.

O controle alimentar também precisa fazer parte da rotina do seu treinamento, por isso é uma recomendação de grande importância para garantir o bom desempenho dos treinos. Vamos enfatizar esta questão mais uma vez: se seu abdômen não está com boa definição, é porque seus hábitos alimentares não estão contribuindo para tanto. Há uma camada de gordura entre o músculo e a pele que o impede de aparecer, portanto, é necessário que o praticante diminua seu percentual de gordura se almeja um abdômen sarado! Não adianta se matar de malhar na academia e depois estragar tudo consumindo quantidades exorbitantes de doces, frituras, álcool, refrigerantes etc. O resultado positivo nasce também do empenho na qualidade da dieta alimentar, não exclusivamente nos dias de treino, mas também nos dias de descanso – e em nenhuma parte do corpo isso fica mais claro do que no abdômen, uma vez que a barriga é uma região natural de depósitos de gordura. É preciso que haja uma mudança de atitude, então comece agora mesmo!

GUIA COMPLETO PARA OBTER O FÍSICO PERFEITO

> "Conforme envelheço, todos os anos minha dieta muda. Não posso comer mais da forma que fazia quando era mais jovem (...). Escuto meu corpo e faço ajustes."
>
> Oksana Grishina

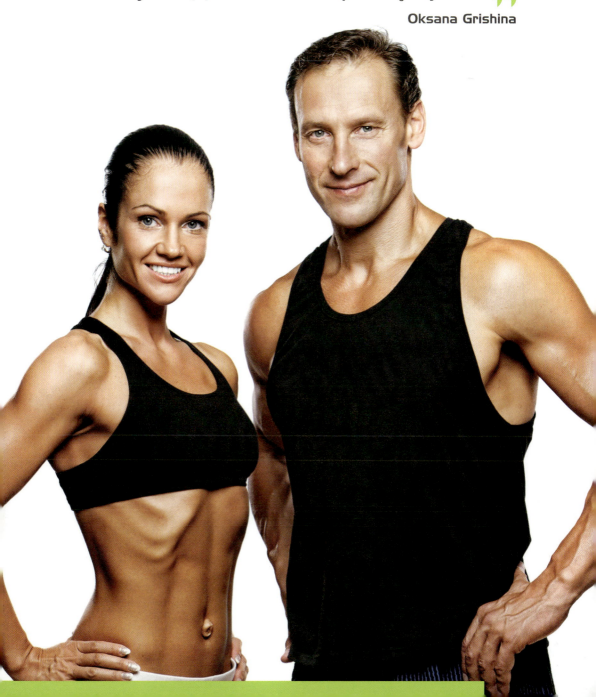

Dicas de Abdominais
Para Você Associar aos Seus Treinos Semanais

Para treinar da forma correta é preciso conhecer quais são os principais músculos que compõem o abdômen. São eles o reto do abdômen, oblíquo interno, oblíquo externo e transverso do abdômen. Dependendo do tipo de exercício feito, diferentes músculos são acionados; assim, a lógica do trabalho abdominal não é diferente da lógica de outras regiões do corpo. Por exemplo, embora ambos estejam localizados no braço, bíceps e tríceps são músculos diferentes e, como tal, requerem exercícios diferentes. O mesmo se dá com a região abdominal.

- **Abdominal parcial com pernas elevadas:** flexione o tronco para o alto, contraindo os músculos abdominais. Não é necessário erguer muito o tronco; um ângulo de 30° entre as costas e o chão, com cuidado para elevar as escápulas, já basta para que toda a musculatura seja ativada. As pernas podem estar apoiadas no chão na fase iniciante mas, assim que seu corpo estiver habituado ao exercício, eleve-as e posicione-as ligeiramente para frente, mantendo ambas sustentadas, paralelas ao chão. Faça três séries de 20 repetições cada. Descanse 30 segundos entre as séries e expire a cada flexão de tronco.

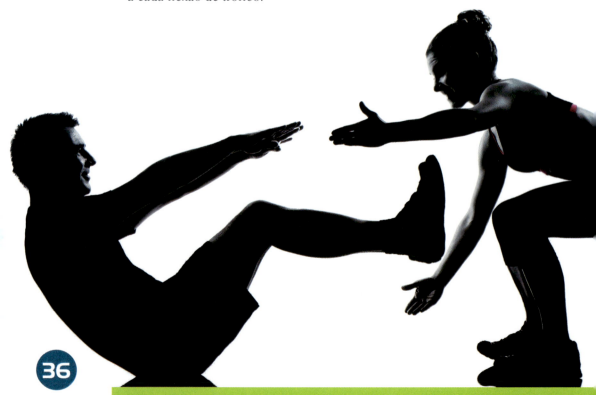

GUIA COMPLETO PARA OBTER O FÍSICO PERFEITO

◉ **Abdominal oblíquo unilateral + ponte lateral (conjugado):** deve ser executado da mesma forma que o abdominal parcial, mas, uma vez que o tronco for erguido, uma rotação deve ser acrescentada. Imediatamente após o término da série, deite-se em decúbito lateral (com o lado que foi exercitado virado para baixo) e sustente o tronco apoiado apenas no antebraço e pés no chão (os pés devem estar um em cima do outro). Preste atenção na postura: o tronco precisa estar inteiro alinhado, sem permitir que se forme uma "barriga" para baixo. É um exercício exigente, que deve compreender três séries de 15 repetições (para cada lado), seguidas de 15 segundos de isometria na ponte lateral.

◉ **Abdominal inverso ou infra no chão:** muitas pessoas realizam este exercício de forma incorreta, posicionando as pernas muito próximas ao peito na fase concêntrica. Fazendo deste modo, o praticante não está dificultando o movimento, pelo contrário, o está auxiliando. Para melhores resultados, quanto mais à frente e mais estendidas as pernas estiverem na fase inicial, maior será a dificuldade. Na fase concêntrica, eleve as pernas e flexione o tronco, jogando as pernas para o alto. Faça três séries de 12 repetições.

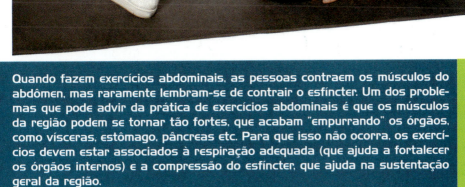

DICAS

Quando fazem exercícios abdominais, as pessoas contraem os músculos do abdômen, mas raramente lembram-se de contrair o esfíncter. Um dos problemas que pode advir da prática de exercícios abdominais é que os músculos da região podem se tornar tão fortes, que acabam "empurrando" os órgãos, como vísceras, estômago, pâncreas etc. Para que isso não ocorra, os exercícios devem estar associados à respiração adequada (que ajuda a fortalecer os órgãos internos) e a compressão do esfíncter, que ajuda na sustentação geral da região.

CAPÍTULO 4

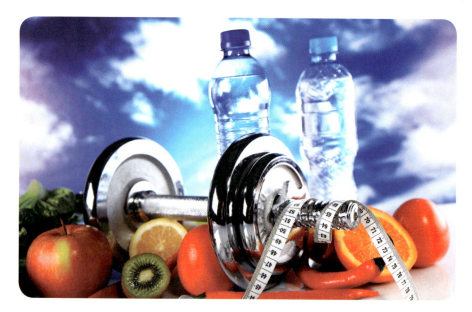

O Papel da Proteína
Para o Exercício Resistido

Segundo a Associação Brasileira de Nutrição Esportiva (ABNE)[4], o objetivo principal do treinamento resistido, comumente chamado de musculação, é elevar a capacidade da musculatura em sustentar sobrecargas. O efeito mais buscado pela esmagadora maioria dos praticantes é o aumento de massa muscular.

O aumento da quantidade de miofibrilas (actina e miosina – proteínas contráteis) nos miócitos, também chamados de fibras musculares, leva ao aumento da área da parte exercitada. Para que haja a ocorrência adequada desta ação metabólica, o treinamento físico resistido responde de forma

[4] http://www.abne.org.br

> **Em relação aos suplementos, acredito que a qualidade seja mais importante que a quantidade.**
>
> Jay Cutler

significativa à taxa de síntese proteica na musculatura esquelética, que passa a requerer aporte diferenciado dos aminoácidos provenientes da dieta. Isso significa que, especialmente quando nos referimos a um treinamento de ponta, composto de rotinas diárias e exigentes, o planejamento alimentar precisa ser encarado como parte integrante dos treinos.

Pode-se entrar em boa forma física apenas com a prática diária de exercícios, em especial se o indivíduo tiver uma genética privilegiada; contudo, não se pode alcançar a excelência do corpo, especialmente se considerarmos padrões estéticos, se a dieta não fizer parte da rotina. Isto é algo que muitos praticantes demoram para compreender.

Não faz parte do escopo deste livro passar uma dieta detalhada, mesmo porque cada dieta respeita os objetivos e biótipo do indivíduo; no entanto, alguns aspectos gerais podem ser considerados no momento da elaboração do treinamento, como:

A quantidade ideal de proteína a ser ingerida no dia

Existem referências diferentes entre o Colégio Americano de Medicina do Esporte (2009), que preconiza 1,2 a 1,7 g/kg/dia, enquanto que a Sociedade Brasileira de Medicina do Exercício e Esporte (2009) sugere o consumo de 1,6 a 1,7 g/kg/dia para indivíduos que realizem exercícios de força, com o objetivo de obter hipertrofia muscular. Trata-se de uma quantidade significativa para atender a demanda diária necessária para praticantes de musculação que não estejam envolvidos profissionalmente na área do fisiculturismo. Obviamente, atletas profissionais que compitam em alto nível necessitam de uma nutrição com especificidades que supram seus objetivos.

Distribuição das proteínas ao longo do dia

O percentual de síntese proteica muscular aumenta em conformidade proporcional ao consumo de aminoácidos essenciais, sendo que aproximadamente 10 gramas destes são capazes de promover síntese proteica máxima. Neste caso, 20 a 25 gramas de uma proteína de alto valor biológico são suficientes para se conseguir essa quantidade de aminoácidos em indivíduos que pesem aproximadamente 80 kg. Portanto, uma vez conhecido o valor de proteínas total que o corpo precisa diariamente, é possível realizar a sua distribuição ao longo das 24 horas do dia em vez de consumi-lo de uma só vez, com a meta de obter uma maior capacidade de absorção dos aminoácidos pela musculatura.

Fontes de obtenção da proteína

Em consequência da oferta dietética dos aminoácidos essenciais ser determinante para que haja síntese proteica, o valor biológico da proteína influencia sobremaneira a resposta hipertrófica da musculatura esquelética. A ênfase do consumo deve ser principalmente às proteínas do leite, carne, frango, peixe e ovos; porém, além da qualidade, fatores como velocidade de digestão da proteína e da absorção dos aminoácidos podem interferir na retenção proteica muscular. Na verdade, grande parte das proteínas consumidas diariamente não consegue ser absorvida pelo corpo. Por este motivo, as proteínas de rápida absorção proporcionam maior resposta de síntese em comparação àquelas de lenta. Para que essa questão fique clara, citamos um exemplo: a estimulação da síntese proteica de um produto como o *Whey Protein* (proteína do soro do leite) chega a ser até 100% maior em comparação a caseína, que é a proteína do leite e de lenta digestão, isso acontecendo tanto no repouso quanto no período pós-treino. A alta concentração das proteínas no primeiro exemplo o tornam ideal para o consumo por atletas que estejam treinando pesado.

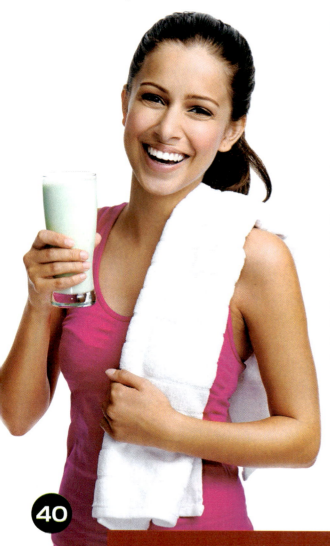

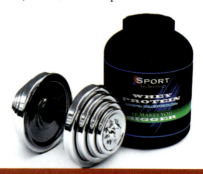

> **Muito mais importante do que só consumir a proteína é o momento em que esta será inserida na rotina de treinamento!**

● Timing da ingestão proteica

O período pós-exercício físico é o momento ideal para a ingestão deste nutriente. Após um treino exaustivo, o corpo encontra-se numa situação em que a degradação é maior que a síntese proteica. A ingestão proteica inverte o quadro para a síntese ser maior que a degradação proteica, ou seja, cria uma situação em que haja acúmulo de proteínas nas fibras musculares.

Um dos mitos do consumo de *Whey* é o de que ele só deve ser tomado após os treinos; porém estudos recentes demonstraram que, mesmo se a proteína for ingerida antes do exercício físico, ela também gera resultados positivos na construção de músculos. Na verdade, membros de um estudo feito pela American Journal of Physiology chegaram a apresentar uma resposta maior ao consumo antes dos treinos do que depois, muito embora a média da resposta tenha sido similar. A conclusão desta mesma pesquisa indica que, para maximizar a síntese proteica e o balanço proteico, deve-se haver o consumo antes e depois do período de exercícios. Sempre lembrando que a ingestão proteica não deve ser realizada apenas durante estes dois períodos, mas sim ser parte integrante de todas as refeições do dia!

Veja as conclusões que as pesquisas realizadas pela International Society of Sports Nutrition[5] encontraram sobre o *timing* de nutrição:

A ingestão de aminoácidos após o exercício provoca um aumento robusto da síntese de proteína muscular, enquanto a adição de carboidratos pode estimular ainda mais a síntese de proteína. Além disso, a ingestão de um suplemento com carboidratos + proteínas pode resultar em níveis mais elevados de síntese proteica. Foi demonstrado que o consumo de doses variáveis de suplementos de carboidratos + proteínas estimula o aumento de força e a melhora da composição corporal, em comparação com um placebo ou grupos de controle.

A conclusão é que o praticante tem de associar seu empenho durante o treinamento físico a uma dieta balanceada, que seja adequada as suas propostas. Desta maneira os resultados serão mais rápidos e eficientes.

---

[5] J Int Soc Sports Nutr. 2008 Oct 3;5:17. doi: 10.1186/1550-2783-5-17 International Society of Sports Nutrition position stand: nutrient timing. http://www.ncbi.nlm.nih.gov/pubmed/18834505

CORPO DEFINIDO

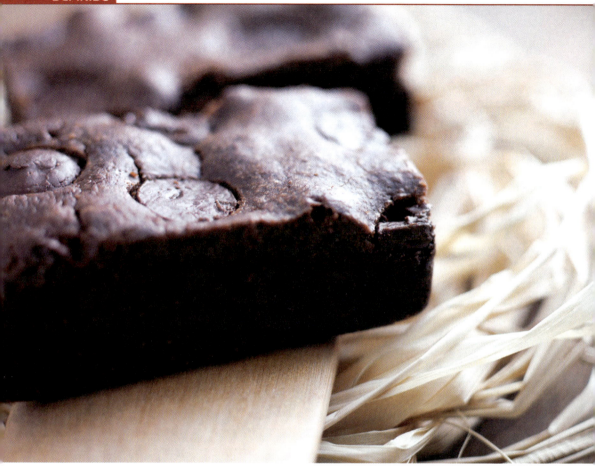

Algumas Receitas com
Whey Protein![6]

O **Bolo de Whey** tem por finalidade contribuir com seus treinos, visando uma reposição de proteína com baixo valor calórico. É um bolo com um valor nutritivo diferenciado. Você pode optar por consumi-lo após os treinos. No café da manhã é uma boa pedida, pois irá ajudá-lo a iniciar o dia com energia e uma sensação de saciedade.

---

[6] As receitas aqui mostradas foram criadas por Patrícia Boni, que trabalha como Personal Fitness Chef elaborando cardápios de acordo com o objetivo estético dos clientes, além de atuar também como apresentadora de um programa televisivo. É atleta na categoria BodyFitness e sócia proprietária na empresa FitChef Patrícia Boni.

Bolo de Whey

Ingredientes
- 2 xícaras de trigo integral;
- 1 xícara de cacau em pó;
- 1 xícara de açúcar mascavo;
- 2 colheres de sopa de mel;
- 3 ovos;
- ½ xícara de óleo de canola;
- ½ xícara de leite desnatado;
- 1 colher de sopa de fermento;
- ½ xícara de nozes;
- 1 xícara de passas;
- 5 *scoops (30g) Whey Protein* sabor chocolate (total de 150g).

Modo de Preparo

Em um recipiente coloque todos os ingredientes, separando somente os ovos.

Com os ovos separe as claras das gemas e bata as claras até ficarem mais consistentes (claras em neve).

Após misture com os demais ingredientes incluindo as gemas.

Em vez de untar a forma de modo tradicional, utilize o papel-manteiga para forrá-la. Assim você estará evitando a gordura da margarina ou manteiga e o bolo também não irá grudar no fundo da forma.

Leve ao forno por um tempo médio de 40 minutos.

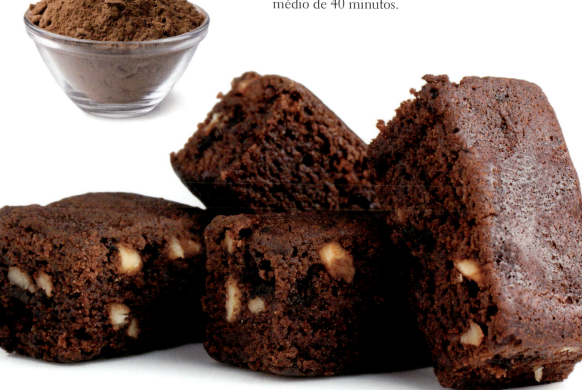

Brigadeiro Proteico

Essa é uma receita simples e rápida. Além de ter um custo baixo, o resultado é um alimento bastante nutritivo e rico em proteínas! O brigadeiro proteico pode ser consumido naquelas horas em que o praticante sente vontade de comer algo doce, mas não quer sair da dieta.

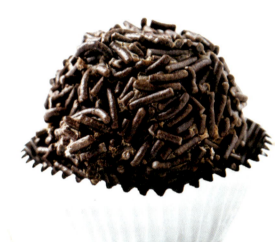

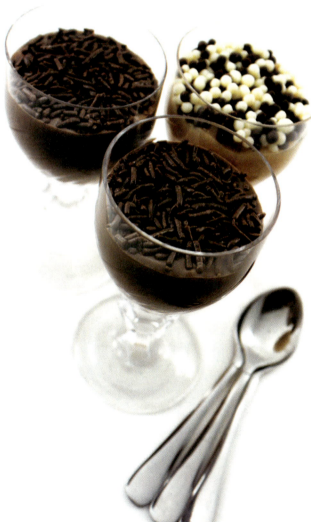

Ingredientes
- 1 barra de proteína ralada, sabor chocolate;
- 60 gramas de *Whey Protein*, sabor chocolate;
- 200 gramas de batata-doce cozida.

Modo de Preparo

Cozinhe a batata e amasse após o cozimento; misture a batata com o *Whey Protein* até ficar uma mistura homogênea; reserve a mistura na geladeira por 30 minutos; após os 30 minutos, modele as bolinhas; para finalizar, passe as bolinhas na barra de proteína ralada. A receita rende em média 12 porções.

Pudim de Leite Proteico

Ingredientes
- 14 colheres de sopa de leite em pó desnatado;
- 6 colheres de sopa de frutose;
- 3 ovos;
- 300 ml de leite desnatado morno;
- 4 *scoop* de *Whey Protein*, sabor baunilha;
- 2 envelopes de gelatina sem sabor e sem açúcar;
- Para a calda: 100 g de açúcar mascavo.

Modo de Preparo
Pudim

Dissolva a gelatina e o *Whey Protein* no leite morno e coloque no liquidificador com o restante dos ingredientes e liquidifique.

Calda

Coloque o açúcar na forma do pudim em fogo baixo e deixe derreter; acrescente um pouco de água quente e deixe encorpar; quando o caramelo estiver firme despeje a conteúdo do liquidificador na forma e leve para a geladeira por 3 horas.

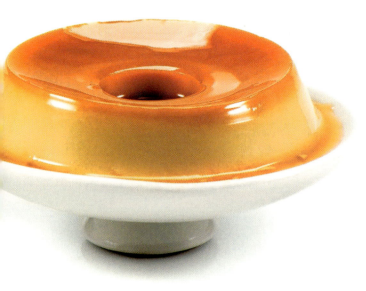
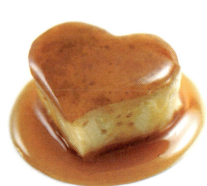

> Muitas outras receitas saudáveis podem ser encontradas facilmente na Internet ou criadas por praticantes curiosos, que gostem de se aventurar na cozinha.

CORPO DEFINIDO

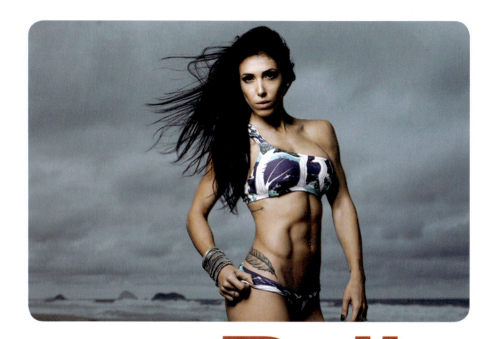

5 Dicas de treinamento de Bella Falconi*

Hoje, dona de um físico

perfeito, a brasileira **Bella Falconi** é uma referência internacional no mundo da boa forma. Dedicada totalmente à musculação, Bella Falconi está radicada nos EUA, onde é modelo de boa forma há cerca de sete anos, também trabalha como *personal trainer* e consultora na área de alimentação, sendo dona de uma linha *fitness* de alimentos congelados. Leia, a seguir, suas dicas de treinamento para conquistar e manter o físico ideal:

* Site http://www.bellafalconi.com/ – Facebook https://www.facebook.com/oficialbellafalconi – Instagram http://instagram.com/bella.falconi

1 ABDOMINAIS

A série de abdominais na rotina de Bella Falconi três ou quatro vezes por semana. Ela investe nesse tipo de exercício para ter o abdômen bem marcado, pois, como qualquer outra musculatura, quanto mais hipertrofiado estiver, mais saliente fica. Outra vantagem é que o abdômen é o suporte para a execução de todos os exercícios e ele estando forte, intensifica a qualidade da malhação.

2 ABDOMINAL LATERAL

Em pé, com as pernas afastadas na largura dos quadris, mantenha os glúteos firmes e o abdômen contraído. Segure um halter em cada mão, com o braço estendido. Flexione o corpo para uma das laterais até que o halter esteja próximo da altura do joelho. Volte à posição inicial. Expire ao descer e inspire ao subir. Faça 3 séries de 10 a 15 x para cada lado, com halteres de 2 a 5 quilos.

3 ABDOMINAL 45 GRAUS COM HALTER

Fique deitada com os pés presos em um objeto fixo para melhor apoio. Segure o halter em uma mão com o braço estendido para trás, enquanto o outro braço se mantém estendido na lateral e elevado do chão. Suba o tronco sem a ajuda das mãos, focando toda a força no abdômen, até formar um ângulo de 45 graus. Na volta, pare antes de tocar o chão. Faça 3 séries de 10 a 15 x para cada lado, com halter de 1 a 4 quilos.

4 BICICLETA NO SOLO

Deite-se com as pernas unidas e flexionadas, formando um ângulo de 90 graus. As mãos ficam atrás da cabeça. Leve um dos joelhos em direção ao cotovelo oposto, enquanto estende a outra perna. Em seguida, faça o mesmo movimento com o outro lado. Faça 3 séries de 10 a 15 x.

5 PRANCHA EM DOIS APOIOS

Deite-se de barriga para baixo apoiada nas mãos e nas pontas dos pés, com as pernas e braços estendidos. Mantenha o tronco em linha reta. Eleve a perna esquerda e o braço direito ao mesmo tempo. Sustente por 5 segundos e volte à posição inicial. Faça 3 séries de 10 a 15 x para cada.

10 CONSELHOS DE MESTRE PARA OBTER O FÍSICO PERFEITO!

1. Exercite a qualidade do movimento. Não adianta fazer dezenas de repetições se a execução do exercício for prejudicada.

2. A alimentação correta é vital para potencializar os resultados dos treinos. Doces, frituras e álcool são inimigos do corpo sarado.

3. Saiba respeitar o tempo de descanso de seu corpo. Se a musculatura sofrer por causa de estresse, parte da eficácia do treinamento será perdida.

4. Em geral, os melhores resultados são obtidos a partir das coisas mais simples. É até divertido "inventar moda" nos treinos, mas só o faça quando tiver domínio pleno de todos os aspectos básicos.

5. Atenção à postura. Posicionamentos inapropriados podem levar a lesões.

6. Cuidado com o excesso de abdominais. O músculo do abdômen deve ser tratado como todos os demais. Milhares de exercícios abdominais por dia levarão apenas ao *overtraining*.

7. Procure sempre a ajuda de um especialista, mesmo você já sendo um praticante avançado. Um olhar de fora treinado sobre seu treino só trará benefícios.

8. Não se esqueça da nutrição equilibrada pré e pós-treino de relação carboidrato e proteína.

9. Agachamentos são essenciais aos treinos, mas nunca se esqueça de proteger as articulações.

10. Regularidade é a palavra-chave! Mantenha-a e seus treinos trarão os resultados desejados.

Copyright © 2014
by Ediouro Publicações Ltda.

Todas as marcas contidas nesta publicação bem como os direitos autorais incidentes são reservados e protegidos pelas Leis n.º 9.279/96 e n.º 9.610/98. É proibida a reprodução total ou parcial, por quaisquer meios, sem autorização prévia, por escrito, da editora.

DIRETORIA: Jorge Carneiro e Rogério Ventura; **Diretor Editorial:** Henrique Ramos; **REDAÇÃO: Editor-chefe:** Daniel Stycer; **Editores:** Eliana Rinaldi, Renata Meirelles e Thomas Nieto; **Equipe Editorial:** Maria José Batista, Adriana Cruz, Sandra Ribeiro, Débora Justiniano, Hugo Wyler Filho, Juliana Borges, Lívia Barbosa, Verônica Bareicha, Daniela Mesquita, Dalva Corrêa e Maria Flavia dos Reis; **ARTE:** Leo Fróes, Raquel Soares, Franconero Eleutério, Julio Lapenne, Leandro L. Silva, Laércio Costa, Jefferson Gomes e Talitha Magalhães; **Edição e Tratamento de Imagem:** Luciano Urbano, Reinaldo Pires e Cristian Barboza; **Diagramação:** Maria Clara Rodrigues e Evandro Matoso; **Produção Gráfica:** Jorge Silva; **Tecnologia da Informação:** Márcio Marques; **Marketing:** Bernadette Caldas (gerente), Cássia Nascimento, Patrícia Reis, Everson Chaves, Luiza Martins e Jully Anne Costa; **Controle:** William Cardoso e Clayton Moura; **Circulação:** Luciana Pereira, Sara Martins, Wagner Cabral e Alexander Lima; **EDIOURO PUBLICAÇÕES DE PASSATEMPOS E MULTIMÍDIA LTDA.** Rua Nova Jerusalém, 345, CEP 21042-235 — Rio de Janeiro, RJ. Tel.: (0XX21) 3882-8200, Fax: (0XX21) 2290-7185; **Distribuição:** DINAP S.A. Estr. Dr. Kenkiti Shimomoto, 1678 — Jardim Conceição, Osasco, SP. Tel.: PABX (0XX11) 3789-3000.

PROJETO E REALIZAÇÃO

CRIATIVO
MERCADO EDITORIAL

PUBLISHER
Carlos Rodrigues
DIRETORA FINANCEIRA
Esilene Lopes de Lima
AUTORA
Angela Jacobino
DIREÇÃO DE ARTE
Marcelo Almeida
EDITOR
René Ferri